COMO HACER
DIETA ROTATORIA

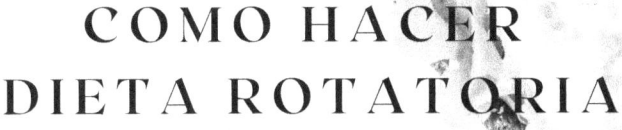

Autor: Pedro Rodríguez
Contacto hola@pedrodrodriguez.es
Tfno 637656553
Ediciones eNatura. 2022

Manual para mis pacientes de consulta.

Con todo mi cariño para que tengan luz
en el camino hacia la Salud.

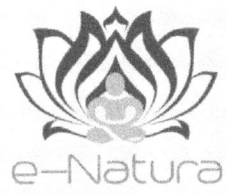

e—Natura

El 100% de mis pacientes de consulta tienen enfermedades crónicas. Hablo de cronicidad cuando una persona tiene una enfermedad de larga duración. La OMS la describe a partir de los 3 meses de permanencia.

Sin embargo mis pacientes cuando llegan pueden ser portadores de enfermedad clínica desde hace más de un año y de forma subclínica y silenciosa décadas.

El 98% de ellos tienen problemas relacionados con la alimentación. En los estudios se refleja una alta relación de alimentos que no pueden tomar, generando muchos trastornos en la organización de la comida diaria, en una sociedad occidental caótica.

He preparado este dossier con el fin de ayudaros en este camino hacia la Salud.

La dieta rotatoria surge como una herramienta útil para cribar alimentos que afectan a la persona y mejorar su calidad de vida.

Es útil como una forma de ahorro en costes económicos, al disminuir los gastos en estudios de laboratorio. La fiabilidad de los resultados de dicho alimentos no son del 100%.

Conforme avanza una enfermedad donde se ve afectado el intestino, se incrementa el número de alimentos que perjudican el organismo.

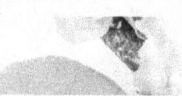

Alergias alimentarias
Intolerancias y sensibilidad

La dieta rotatoria responde al concepto de dieta de exclusión o eliminación.

El concepto de la dieta de eliminación fue propuesto por primera vez por el Dr. Albert Rowe en 1926 y expuesto en su libro, Elimination Diets and the Patient's Allergies, publicado en 1941

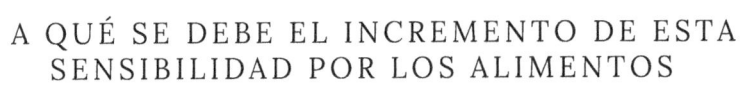

A QUÉ SE DEBE EL INCREMENTO DE ESTA SENSIBILIDAD POR LOS ALIMENTOS

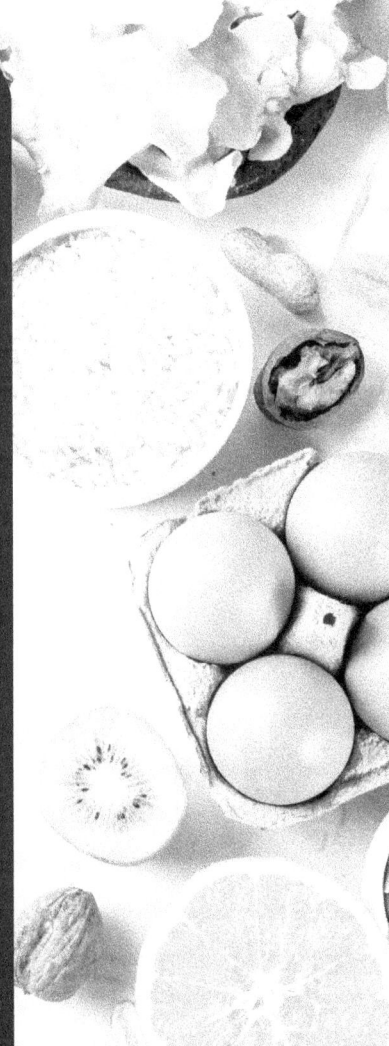

Alteraciones en el equilibrio de los linfocitos Th1-Th2 que median sobre la inmunidad.

Existe la teoría que vivimos con una excesiva higiene que afecta negativamente a nuestras defensas.

Cambios bruscos en hábitos de alimentación.

El estrés crónico.

Ingesta y convivencia con disruptores endocrinos.

Una merma en la capacidad de detoxificación del hígado.

Existe la teoría que la modificación genética de los alimentos también afecta nuestra salud.

otatoria -
ez

ALERGIAS ALIMENTARIAS
LO QUE DEBES SABER

Las reacciones inmediatas median por Inmunoglobulinas IgE. La respuesta inmune a la proteína alimentaria es tan brusca que deja una memoria celular de primer orden que no permita volver a tomar el alimento.

Mantener la ingesta incrementa el nivel de anticuerpos y por lo tanto la persistencia de la alergia y prolonga el tiempo de recuperación.

La alergia es una respuesta celular a una proteína, aditivo, alimentario, polisacárido o sustancias unidad a la proteína

LAS ALERGIAS MÁS FRECUENTES SON A LOS LÁCTEOS Y HUEVO.

INTOLERANCIAS ALIMENTARIAS
LO QUE DEBES SABER

son resultado de la formación de anticuerpos contra ciertos alimentos.

No median por IgE como la alergia. Primeraente se estimula la IgA y tras diferentes contactos la IgG.

Los efectos de la Intolerancia no son inmediatos, pueden aparecer hasta 72h después de la ingesta.

Las pruebas de laboratorio donde se analizan las IgG no siempre son efectivas. Pueden existir alimentos que provoquen intolerancias por mecanismos no inmunológicos

CIERTOS ALIMENTOS QUE NO DEN .POSITIVO EN PRUEBAS DE LABORATORIO PUEDEN PRODUCIR INTOLERANCIAS POR MECANISMOS NO INMUNOLÓGICOS

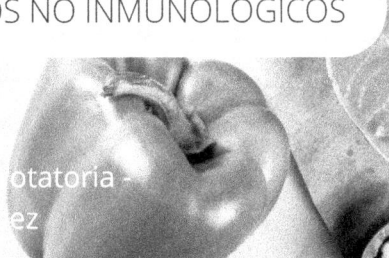

otatoria -
ez

SENSIBILIDAD ALIMENTARIA
LO QUE DEBES SABER

Los pacientes son sensibles a diferetes alimentos. Pero las pruebas de laboratorio no son sensibles a estudios IgG ni IgE.

Los alimentos que producen dicha sensbilidad no tienen patrones en común.

Conforme avance la tecnología, se incrementará el orden de las alergias alimentarias. Barckley, SXIX.

Los Alérgenos alimentarios o inhalados pueden producir manifestaciones clínicas, pero no ser el origen. (Ulrich-Hospital de la Carité, Berlin)

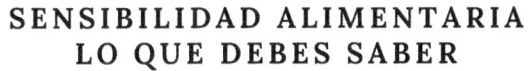

SENSIBILIDAD ALIMENTARIA
LO QUE DEBES SABER

Síntomas compatibles:

Dolor de cabeza
Picor de nariz.
Cosquilleo en el paladar.
Sensación de pesadez y
somnolencia tras la comida.
Insomnio.
Aftas bucales.
Mareo

...

Vigila los diferentes síntomas
aunque no le veas relación

La mitad de los pacientes pueden tener trazabilidad entre
sensibilidad a productos inhalados y alimentarios

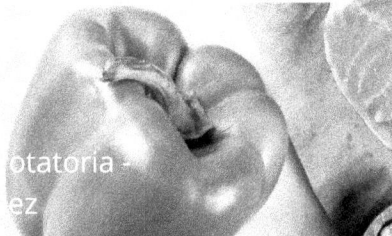

PROBLEMAS ALIMENTARIOS Y SALUD EN NIÑOS

se puede relacionar en infancia con :

Salud Mental: hiperactividad, micción nocturna.

Esfera ORL: problemas recurrentes en el oído medio, tos, congestión nasal

Piel: reacciones dermatológica

Digestivos: colon irritable

Oculares

...

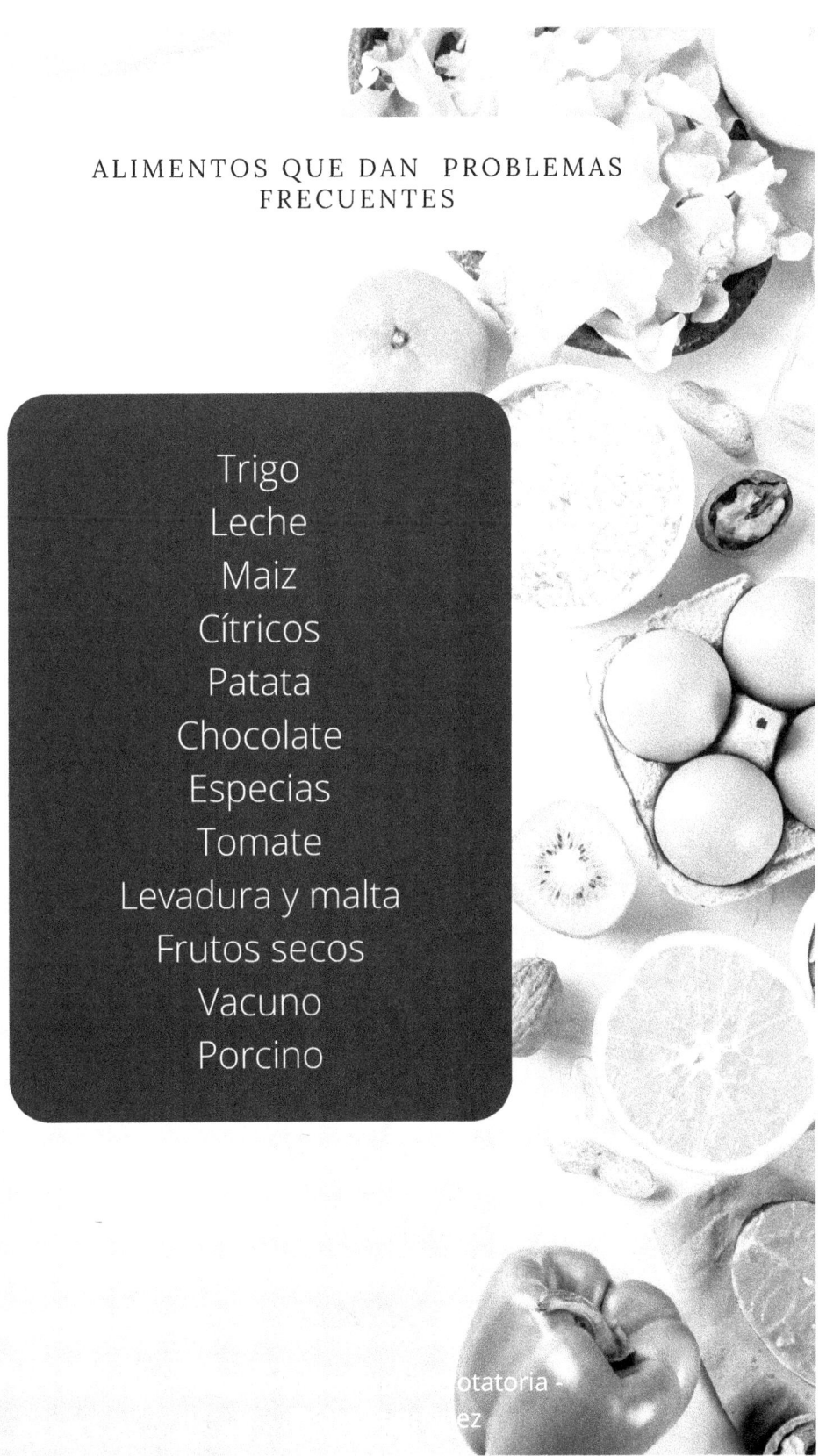

ALIMENTOS QUE DAN PROBLEMAS FRECUENTES

Trigo
Leche
Maiz
Cítricos
Patata
Chocolate
Especias
Tomate
Levadura y malta
Frutos secos
Vacuno
Porcino

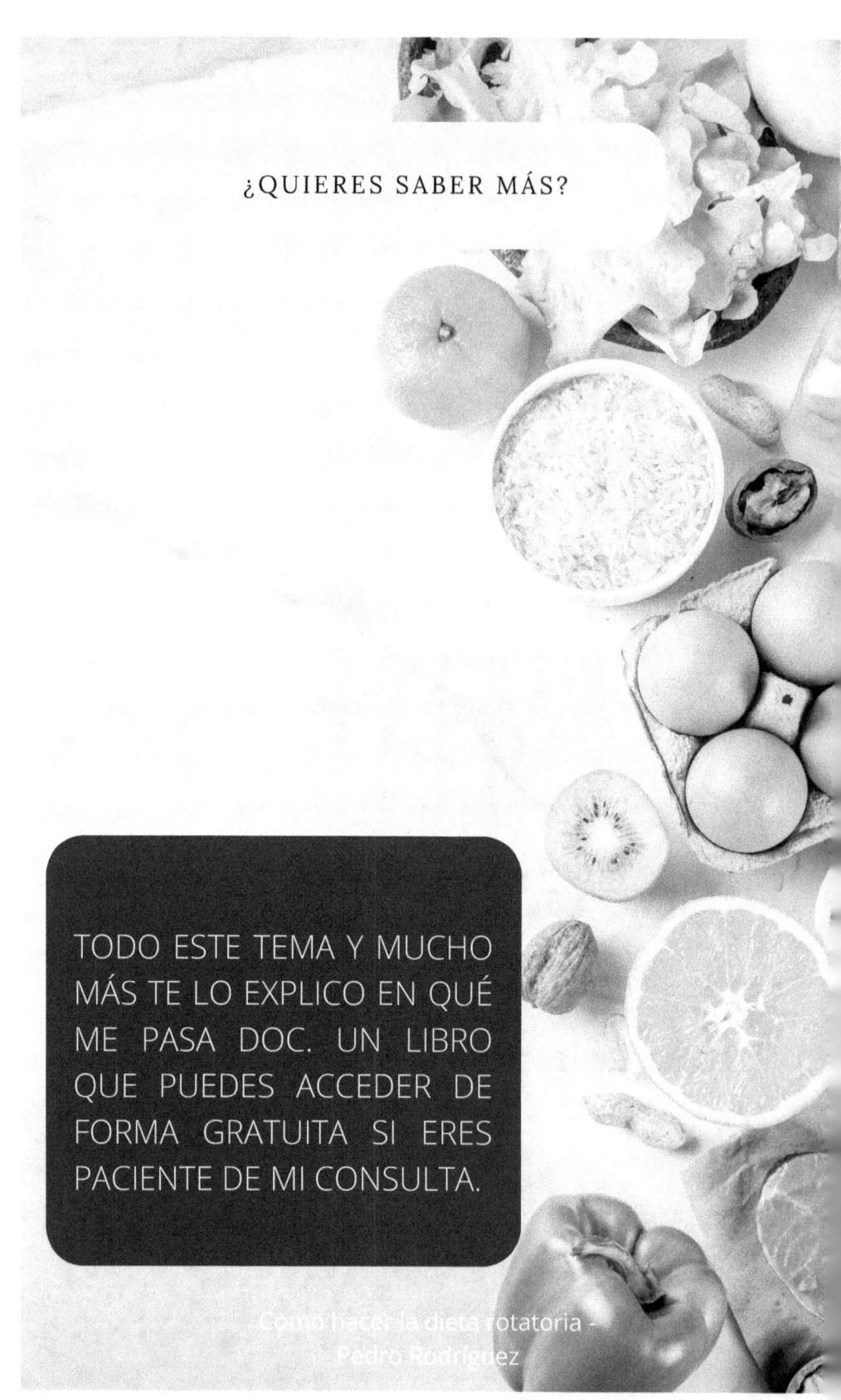

¿QUIERES SABER MÁS?

TODO ESTE TEMA Y MUCHO MÁS TE LO EXPLICO EN QUÉ ME PASA DOC. UN LIBRO QUE PUEDES ACCEDER DE FORMA GRATUITA SI ERES PACIENTE DE MI CONSULTA.

Como hacer la dieta rotatoria -
Pedro Rodríguez

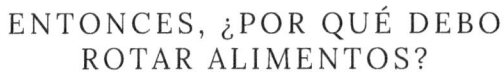

ENTONCES, ¿POR QUÉ DEBO ROTAR ALIMENTOS?

Evitar un alimento que nos produce sensibilidad durante un tiempo lleva a la TOLERANCIA al mismo.

La ingesta reiterada del mismo , especialmente en grandes cantidades, aumenta la SENSIBILIDAD física.

La rotación y diversificación dietética permite mejorar la tolerancia y cribar el alimento origen del problema.

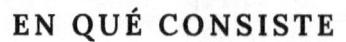

Consiste en rotar una serie de familias de alimentos cada cuatro días, de manera que se puedan identificar los alimentos que sean dañinos.

Este plan nutricional pretende que se sienta mejor y reducir las posibilidades de que tengan más problemas.

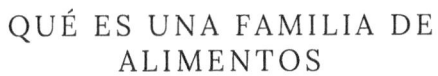

QUÉ ES UNA FAMILIA DE ALIMENTOS

Son aquellos alimentos que :

pertenecen a la misma familia botánica.

Comparten un origen biológico común.

Tienen antígenos comunes, pudiendo causar o no, reacciones comunes

CLASIFICACIÓN DE LOS ALIMENTOS: Carnes

MAMÍFEROS: vacuno (ternera, leche de vaca, mantequilla, queso, gelatina), carne de caballo, cabra (leche y queso), oveja (cordero), cerdo (jamón, bacon), conejo. Otros mamíferos comestibles...

AVES: pollo y huevos, pato y huevos, ganso y huevos, pavo, , faisán, pichón, perdiz, otras aves comestibles...

MOLUSCOS: almeja, mejillón, ostra, vieira, calamar, ...

CRUSTÁCEOS: cangrejo, cangrejo de río, langosta, gamba ...

PESCADO: todos los tipos.

REPTILES: tortuga, serpiente, ancas de rana

CLASIFICACIÓN DE LOS ALIMENTOS: Plantas

GRANOS: trigo (harina y germen), centeno, cebada (malta), maíz (todas las sustancias que lo contienen), avena, arroz, arroz salvaje, sorgo, caña (azúcar, melaza).

EUFORBIO: tapioca

ARRURRUZ: arrurruz

FAMILIA ARO: ñame

FAMILIA TRIGO SARRACENO: trigo sarraceno, ruibarbo

FAMILIA PATATA: patata, tomate, berenjena, pimiento rojo (cayena), pimiento verde, chile, tabaco

ASTERÁCEAS: lechuga (hoja y troncho), endivia, escarola, alcachofa, diente de león, achicoria, planta de ostras.

LEGUMBRES: judías (todas las clases), soja, guisante, lenteja, acacia, regaliz, sena

FAMILIA MOSTAZA: mostaza, col, repollo, coliflor, brócoli, nabo, coles de Bruselas, colinabo, rábano, berro.

FAMILIA CALABAZA: calabaza, pepino, melón, sandía.

LILIÁCEAS: espárrago, cebolla, ajo, puerro, aloe, cebollino.

CHENOPODIACEAE: remolacha y azúcar, espinaca, cardo suizo

GLORIA DE LA MAÑANA: boniato

FAMILIA HAYA: castaña.

FAMILIA PEREJIL: perejil, chirivía, zanahoria, apio, comino, anís, eneldo, hinojo, coriandro.

FAMILIA GIRASOL: alcachofa de Jerusalén, aceite de girasol

FAMILIA GRANADA: granada

ÉBANO: caqui

CLASIFICACIÓN DE LOS ALIMENTOS: Plantas III

FAMILIA LAUREL: aguacate, canela, hojas laurel

FAMILIA PINO: enebro

FAMILIA OLIVO: aceituna verde, aceituna madura.

FAMILIA MATORRAL: arándano, arándanoazul.

GROSELLA: grosella

FAMILIA MADRESELVA: baya del saúco

FAMILIA CÍTRICOS: naranja, pomelo, limón, lima, mandarina, Quinoto.

FAMILIA PIÑA: piña

La ausencia de un alimento un día permite el intercambio por otro de la misma familia. .

CLASIFICACIÓN DE LOS ALIMENTOS: Plantas IV

FAMILIA JENGIBRE: jengibre, cúrcuma, cardamomo.

FAMILIA ORQUIDEAS: vainilla

FAMILIA RUBIA: café

FAMILIA TÉ: té

FAMILIA PELIÁCEAS: aceite de sésamo

FAMILIA MALVA: okra, aceite de semilla de algodón.

FAMILIA MIRTO: pimientainglesa, clavo, pimentón, pimienta, guayaba.

FAMILIA MENTA: menta, menta piperita, menta verde, tomillo, salvia, mejorana, hierbas aromáticas.

FAMILIA STERCULIACEAE: cacao, chocolate.

FAMILIA ABEDUL: betuláceas, avellana, aceite de abedul.

FAMILIA MORERA: morera, higo, árbol del pan.

FAMILIA ARCE: sirope de arce, azúcar de arce.

FAMILIA PALMERA: coco, dátil, sagú.

FAMILIA LECITIDÁCEAS: nuez de Brasil

FAMILIA AMAPOLAS: amapola

FAMILIA NUEZ: nuezinglesa, nueznegra, calabaza nuez, pacana.

FAMILIA ANACARDO: anacardo, pistacho, mango.
HONGOS: champiñón, levadura.

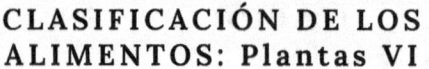

CLASIFICACIÓN DE LOS ALIMENTOS: Plantas VI

FAMILIA PIMIENTA: pimienta negra

FAMILIA NUEZ MOSCADA: nuez moscada

FAMILIA PAPAYA: papaya

FAMILIA UVA: uva (pasa, crema tártara)

FAMILIA ROSA: frambuesa, arándanos, fresa.
FAMILIA PLÁTANO: plátano

FAMILIA MANZANA: manzana (sidra, vinagre, pectina), pera, membrillo,(semilla de membrillo).

FAMILIA CIRUELA: ciruela, pruna, cereza, melocotón, albaricoque, nectarina, almendra.

Reglas para llevar a cabo la dieta rotatoria.

Los miembros de una familia deben ingerirse juntos y solo el día asignado a ellos.

Se debe de tomar a una hora determinada. Si los alimentos que se pueden ingerir son escasos se puede ampliar la franja horaria a dos horas. Por ejemplo tome avena a las 8h y a las 9.30h o durante esas dos horas para no volver a repetir en el resto del día y hasta pasado los 4 días.

Se puede comer cualquier alimento en cualquier cantidad o forma **y no repetir en 4 días.**

Si son distintos alimentos dentro de una misma familia se rotarán cada dos días.

Los alimentos se deben comer una vez al día (no a lo largo del día). Si se come varias veces al día, aumenta la sensibilidad (eso es malo).

Si existe mucha sensbilidad coma un solo alimento y espere de 3 a 4 horas hasta el siguiente. De esta manera se ingieren 5 alimentos por día

Reglas para llevar a cabo la dieta rotatoria. II

No ser alérgico a un alimento de una familia no quiere decir que no lo sea a todos los alimentos de esa familia

No hay hora determinada para ingerir losalimentos. Solo hay que respetar los 4 días de rotación

Si un alimento no provoca sensibilidad de una forma determinada (Ej: crudos), puede comerse de otras formas, respetandolos 4 días de rotación (*)

En una comida se puede tomar varios miembros de la misma familia. No debemos repetir las opciones siempre

El alimento puede ser ingerido en diferentes formas: aceite, líquido, crema, sólido,...

(*) Las zanahorias pueden provocar más sensibilidad si se comen crudas; los tomates, si se toman cocinados.

Recuerda como organizar tu plato

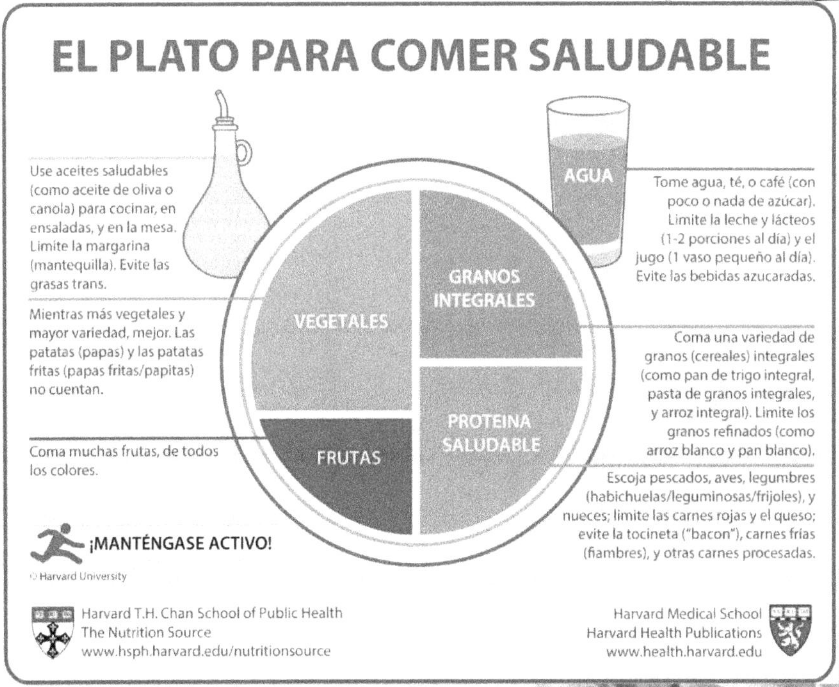

EL PLATO PARA COMER SALUDABLE

Use aceites saludables (como aceite de oliva o canola) para cocinar, en ensaladas, y en la mesa. Limite la margarina (mantequilla). Evite las grasas trans.

Mientras más vegetales y mayor variedad, mejor. Las patatas (papas) y las patatas fritas (papas fritas/papitas) no cuentan.

Coma muchas frutas, de todos los colores.

VEGETALES

FRUTAS

AGUA

GRANOS INTEGRALES

PROTEINA SALUDABLE

Tome agua, té, o café (con poco o nada de azúcar). Limite la leche y lácteos (1-2 porciones al día) y el jugo (1 vaso pequeño al día). Evite las bebidas azucaradas.

Coma una variedad de granos (cereales) integrales (como pan de trigo integral, pasta de granos integrales, y arroz integral). Limite los granos refinados (como arroz blanco y pan blanco).

Escoja pescados, aves, legumbres (habichuelas/leguminosas/frijoles), y nueces; limite las carnes rojas y el queso; evite la tocineta ("bacon"), carnes frías (fiambres), y otras carnes procesadas.

¡MANTÉNGASE ACTIVO!

© Harvard University

Harvard T.H. Chan School of Public Health
The Nutrition Source
www.hsph.harvard.edu/nutritionsource

Harvard Medical School
Harvard Health Publications
www.health.harvard.edu

otatoria
ez

Ejemplo de dieta rotatoria.

Día 1	Día 2	Día 3	Día 4	Día 5 (día 1)
Huevos	Amaranto	Trigo negro	Quinoa	Huevos
Pavo	Cerdo	Pollo	Atún	Pavo
Aguacate	Almendras	Olivas	Semillas	Aguacate
Lechuga	Calabacín	Zanahoria	Guisantes	Lechuga
Vacuno	Pistachos	Manzana	Pomelo	Vacuno
Queso	Salmón	Gambas	Bacalao	Cebolla
Aceite lino	Aceite de soja	Aceite de onagra	Calabaza	Aceite de lino

Ejemplo de dieta rotatoria en forma de menú.

Día 1	Propuesta de plato
DESAYUNO: Huevos y trigo	Huevos escalfados con aceite de trigo sobre tosta de pan de trigo
COMIDA: Pavo, aguacate y lechuga	Pavo sobre wrap de lechuga con agucate o Ensalada de aguacate, lechuga y pavo con aceite de agucate.
CENA: Vacuno, lino, queso, patatas, apio	Hamburguesa con queso, patatas asadas al hornoy palitos de apio fresco sobre aceite de lino

Menú muestra

Día 1	Propuesta de plato
DESAYUNO	Magdalena (6) Zumo de fruta (52)
COMIDA	Atún (98) Kiwi (56) Pipas de Girasol (80)
CENA:	Cerdo (134) Brócoli (36) Calabaza (79)

Cada alimento lleva un código numérico para que sepas con que puedes intercambiar. Código de alimentos está en el anexo de este dossier en forma de QR

Lista de intercambios por ejemplo para este menú:
Carnes/Pescados/Aves: CArpa (111) Rodaballo (103) Pez espada (100)

Vegetales: Calabaza (79)Brócoli (36) Col (36) Berzas (36)Nabo (36) Endivias (80) Escarola (80)

Menú muestra

Día 2	Propuesta de plato
DESAYUNO	Buñuelos de Amaranto (30) y Miel
COMIDA	Salmón (106) Batata (70)
CENA:	Pollo (124) Espárragos (11)

Cada alimento lleva un código numérico para que sepas con que puedes intercambiar. Código de alimentos está en el anexo de este dossier en forma de QR

Lista de intercambios por ejemplo para este menú:
Carnes/Pescados/Aves: Faisán (124) Cordero (137) Leche cabra (137) Cangrejo (82)

Vegetales: Espárragos (11) Cebolla (11) Puerros (11) Zanahoria (65) Chirivias (65) Remolacha (28) Berenjena (74) Judías verdes (41) Judías Navy (41) Lentejas (41) Tofu(41) Soja (41)

Como hacer la dieta rotatoria - Pedro Rodríguez

Menú muestra

Día 3	Propuesta de plato
DESAYUNO	Sémola de avena (6) Arándanos (66)
COMIDA	Lenguado (103) Calabacín (79) Mandarina (45)
CENA:	Pavo (126) Lechuga (80) Coliflor (36)

Cada alimento lleva un código numérico para que sepas con que puedes intercambiar. Código de alimentos está en el anexo de este dossier en forma de QR

Lista de intercambios por ejemplo para este menú:
Carnes/Pescados/Aves: Conejo (129) Ganso (121) Pichón (122) Perdiz (123) Lenguado (103) Bacaladilla (87)

Vegetales: Lechuga (80) Coliflor (36) Coles de bruselas (36) Alcachofa (36) Calabacín (79) Pepino (79)

Menú muestra

Día 4	Propuesta de plato
DESAYUNO	Huevos (124) Crepe trigo negro (27) Sirope arce (50)
COMIDA	Judías Pintas (41) Quinoa (28) Espinacas (28)
CENA:	Crne de ternera (137) Tomate (74) Manzana (40a)

Cada alimento lleva un código numérico para que sepas con que puedes intercambiar. Código de alimentos está en el anexo de este dossier en forma de QR

Lista de intercambios por ejemplo para este menú:

Carnes/Pescados/Aves: Gallina (124)Búfalo o Buey (137) Leche de vaca (137) Cabra (137) Langosta (82) Mero (102)

Vegetales: Pimiento (74) Patata (74) Garbanzos (41) Guisantes (41) Jalapaeños (74) Apio(65)

*Recuerda que el código 74 suele tener mayor intolerancia alimentaria.

Como hacer la dieta rotatoria - Pedro Rodríguez

Cada Alimento escogido solo puede ser ingerido una vez. Si toma Trigo (6) no puede volver a ingerirlo en otro momento del día .
Puedes elegir una de las 2 reglas:

Regla 3.Puedes tomar alimentos de la misma familia durante el mismo día si esperas 4 días para volver a ingerirla misma familia.
o
Regla 4. Tomar un alimento de la misma familia un día sí y otro no(debe de pasar 48h)

Estas dos reglas son incompatibles.

Si cambias lechuga del día 1 al día 2, tienes que pasar el aceite de girasol al día 4 para que pasen 48 h (regla 4)

Día 1	Día 2	Día 3	Día 4	Día 5 (día 1)
Huevos	Amaranto	Trigo negro	Quinoa	Huevos
Pavo	Cerdo	Pollo	Atún	Pavo
Aguacate	Almendras	Olivas	Semillas	Aguacate
Lechuga	Calabacín	Zanahoria	Guisantes	Lechuga
Vacuno	Pistachos	Manzana	Pomelo	Vacuno
Queso	Salmón	Gambas	Bacalao	Cebolla
Aceite lino	Aceite de soja	Aceite de girasol y pipas	Calabaza	Aceite de lino

¡consejos!

Innove al preparar la dieta de rotación. Si solo toma una cosa por comida, sea creativo e intente las siguientes sugerencias:

Tome el alimento crudo, al vapor y cocinado, cuando sea posible.

Por ejemplo, zanahoria cruda, al vapor y rallada con zumo de zanahoria

Use los jugos del alimento cuando sea posible.

Congele frutas, tómelas como helado

Las frutas secas pueden añadir textura y variedad a la dieta. Por ejemplo, se puede tomar en la misma comida piña fresca, piña seca y zumo de piña.

¡Recuerda!

Seguir dieta rotatoria, evitando alimentos alérgicos al menos 3 meses. Si existe reacción con la introducción, eliminare lalimento por 6 meses. Si vuelve a haber reacción, eliminar por un año.

Si vuelve a haber reacción se trata de una alergia alimentaria fija.

Reintroducir los alimentos sensibles uno cada vez y cada semana.
Si es con dieta de rotación, se reintroducirán cada 8 días.

Empezar con una pequeña cantidad de un alimento cada vez, con rotación, y siva bien, disminuir gradualmente a unavezcada 4 días.

Muchos pacientes se encuentran mejor bajando su carga. Si se sienten mal, deben volver a la dieta de rotación.

Como hacer la dieta rotatoria -
Pedro Rodríguez

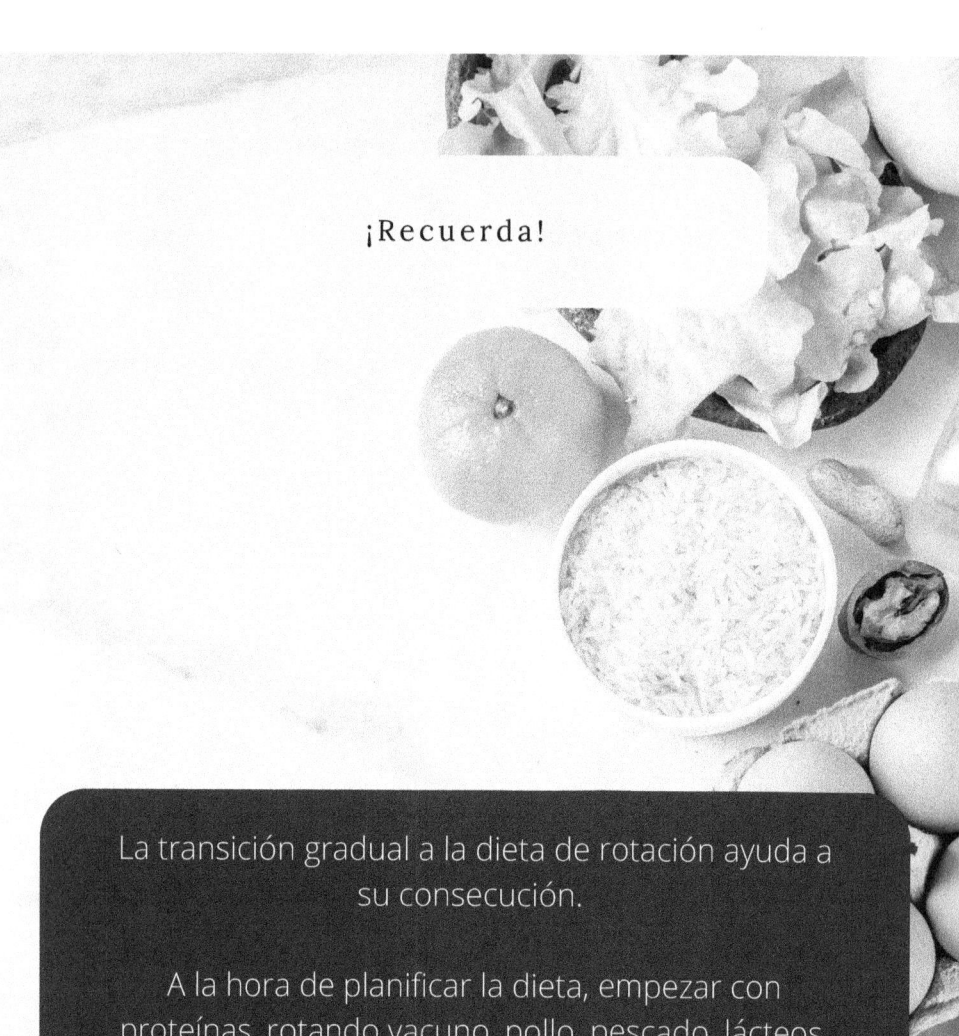

¡Recuerda!

La transición gradual a la dieta de rotación ayuda a su consecución.

A la hora de planificar la dieta, empezar con proteínas, rotando vacuno, pollo, pescado, lácteos, huevo...

En función de la sensibilidad, se añaden verduras, después frutas y granos.

Elaborar recetascreativas y simples.

Gran utilidad de ayudas y gráficos.

Como hacer la dieta rotatoria - Pedro Rodríguez

¡Recuerda!

Importancia de leer las etiquetas Reducción de tóxicos: pueden ser más problemáticos que los mismos alimentos

Eliminar alimentos precocinados, con todos sus conservantes y aditivos, Tomar Alimento reales (Real food) y añadir fruta fresca o congelada, verduras, proteínas y granos integrales o alubias.

Usar productos orgánicos, libres de pesticidas y químicos, siempre que sea posible o viable, económicamente.

Las frutas y verduras no orgánicas deberán lavarse con bicarbonato de sodio o limpiadores no tóxicos para eliminar sprays o ceras de su superficie

Como hacer la dieta rotatoria - Pedro Rodríguez

Eliminar azúcares y harinas refinadas y cambiarlos por edulcorantes más naturales (siropes de arroz, miel, zumos de frutas) y granos integrales.

Eliminar todas las margarinas hidrogenadas, mantecas y aceites modificados genéticamente, sustituyéndolos por aceites prensados enfrío o mantequilla, rotando.
Muy importante la cantidad de fibra adecuada.

Eliminar útiles de cocinar de aluminio, teflón o tratados químicamente, y sustituir por útiles de acero inoxidable, vidrio y hierro fundido.

Contaminación de alimentos por moho/tiempos de almacenamiento.

	LUNES	MARTES	MIÉRCOLES	JUEVES	VIERNES	SÁBADO	DOMINGO
DESAYUNO	TE VERDE TOSTADAS DE PAN DE TRIGO SARRACENO CON JAMÓN SERRANO MANZANA	BEBIDA DE AVELLANAS Y CACAO MIX DE PIÑA Y ARÁNDANOS	CAFÉ CON BEBIDA DE COCO TORTILLA FRANCESA CON BRÓCOLI PERA	BATIDO VERDE DE APIO Y UMA PISTACHOS	TE VERDE TOSTADAS DE PAN DE TRIGO SARRACENO Y PAVO NÍSPEROS	BEBIDA DE SOJA CON VAINILLA PIÑA AVELLANAS	BEBIDA DE COCO HUEVOS REVUELTOS CON PECHUGA DE POLLO ANACARDOS
COMIDA	CREMA DE CALABAZA Y CALABACÍN MEJILLONES ECO AL VAPOR UVAS	CREMA DE REMOLACHA Y ZANAHORIA DORADA ECO A LA SAL CON BATATA NARANJA	QUINOA COCIDA CON MIX DE PIMIENTOS ENTRECOT DE TERNERA PAPAYA	CHAMPIÑONES A LA PLANCHA ARROZ INTEGRAL MANDARINAS	ESPAGUETIS DE CALABACÍN CHULETAS DE CORDERO ALBARICOQUES	COLES DE BRUSELAS SALTEADAS CON AJO SALMÓN ECO AL VAPOR ARÁNDANOS	PIMIENTOS RELLENOS DE QUINOA CONEJO AL HORNO CEREZAS
CENA	MIX DE LECHUGAS (ICEBERG, ESCAROLA, ENDIVIAS, LOMBARDA) CON TOMATE CHERRY SOLOMILLO DE POLLO NECTARINA	SALTEADO DE ESPÁRRAGOS, SETAS Y AJOS TIERNOS ANCAS DE RANA A LA PLANCHA CON ORÉGANO PLÁTANO	GUISANTES SALTEADOS CON JUDÍAS VERDES CALAMARECO A LA PLANCHA MELOCOTÓN	PURÉ DE PUERROS Y PATATA ATÚN ECO AL VAPOR GROSELLA	ENSALADA DE LECHUGA, ESPINACAS, TOMATE Y NUECES ALMEJAS AL VAPOR UVAS	ESPÁRRAGOS TRIGUEROS A LA PLANCHA LUBINA ECO AL HORNO NARANJA	CREMA DE CALABAZA Y COMINO CALAMARECO CON GENGIBRE Y CILANTRO MANZANA

Como hacer la dieta rotatoria - Pedro Rodríguez

	LUNES	MARTES	MIÉRCOLES	JUEVES	VIERNES	SÁBADO	DOMINGO
DESAYUNO	BEBIDA DE SOJA CON CACAO NUECES DE BRASIL	BATIDO DE NARANJA Y MANGO AVELLANAS	TE VERDE HUEVOS COCIDOS NUECES	BATIDO DE FRUTOS ROJOS (FRAMBUESA, ARÁNDANOS, FRESAS) CASTAÑAS	CAFÉ CON BEBIDA DE COCO TOSTADA DE PAN DE TRIGO SARRACENO CON AGUACATE	BEBIDA DE AVELLANAS REVUELTO DE FRUTOS SECOS (AVELLANAS, PISTACHOS Y ANACARDOS)	BATIDO NATURAL DE MELOCOTÓN Y UVAS NUECES
COMIDA	ALCACHOFAS AL AJILLO MUSLOS DE POLLO ECO ASADOS PLÁTANO	ESPINACAS CON PASAS Y PIÑONES SOLOMILLO DE CERDO ECO CAQUI	ENSALADA DE LECHUGA, PEPINO Y ZANAHORIA ARROZ INTEGRAL COCIDO CON MAIZ GRANADA	CHAMPIÑONES A LA PLANCHA CHULETÓN DE BUEY ECO A LA PARRILLA HELADO NATURAL DE LIMÓN	CHIPS DE CALABAZA MEDALLONES DE RAPE BIO NECTARINA	BROCHETA DE CHERRYS Y BRÓCOLI LENTEJAS MANZANA AL HORNO	CREMA DE PUERROS MERO BIO AL HORNO POMELO
CENA	BERENJENAS AL HORNO CON ORÉGANO FILETE DE TRUCHA BIO COCIDO PAPAYA	BRÓCOLI A LA PLANCHA LANGOSTINOS A LA PLANCHA BIO MANZANA	ESPÁRRAGOS BLANCOS A LA PLANCHA CON ALBAHACA SALMÓN BIO EN PAPILLOTE CON BONIATO ASADO CEREZAS	PURÉ DE GUISANTES PULPO BIO A LA GALLETA CON PATATA PERA	ENSALADA DE ESCAROLA, CEBOLLA Y ACEITUNAS VERDES Y NEGRAS PECHUGA DE PAVO ECO AL AJILLO PLÁTANO	REVUELTO DE SETAS CON GAMBAS COSTILLAS ECO AL HORNO PIÑA	DADOS DE POLLO ECO CON SALSA DE SOJA Y PIMIENTA MELÓN

Como hacer la dieta rotatoria -
Pedro Rodríguez

Ejemplo de dieta rotatoria en forma de menú.

Accede aquí para completar la información sobre familia de alimentos.

(la tienes también en el portal premium. Carpeta de dietas)

Como hacer la dieta rotatoria - Pedro Rodríguez

Bibliografía a consultar
(Click si accedes a la versión del libro digital)

Nutrición óptima para la mente .Patrick Holford. Robin Book.2005.114-117pg. -M. Ambiental.Dr W. Rea. Tomo 4.

Symptom relief and adherence in the rotary diversified diet, a treatment for environmental illness. Taylor JP1 , Krondl MM, Csima AC.

Dietary adequacy of the rotary diversified diet as a treatment for "Environmental Illness". Taylor JP1 , Krondl MM, Spidel M, Csima AC.
Assessing adherence to a rotary diversified diet, a treatment for 'environmental illness'. Taylor JP1 , Krondl MM, Csima AC.

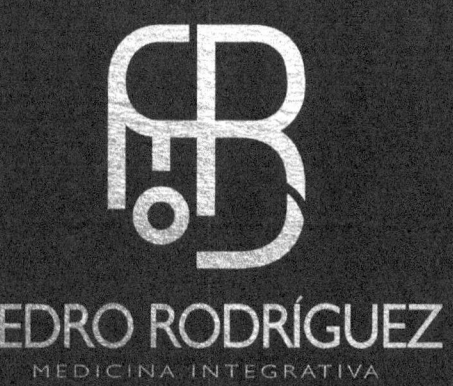

PEDRO RODRÍGUEZ

MEDICINA INTEGRATIVA

hola@pedrodrodriguez.es
Contacto 637656553

Como hacer la dieta rotatoria -
Pedro Rodríguez

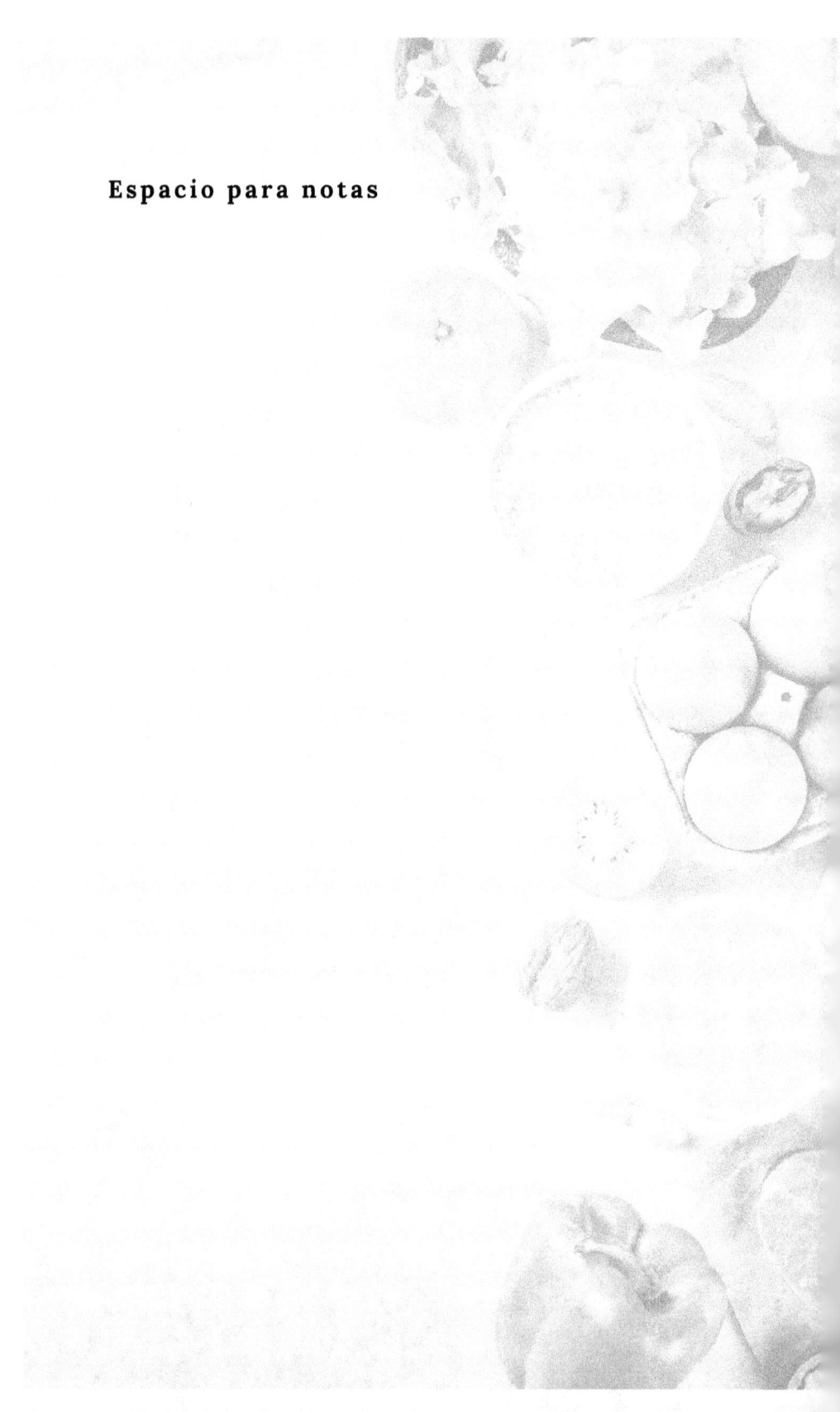

Espacio para notas

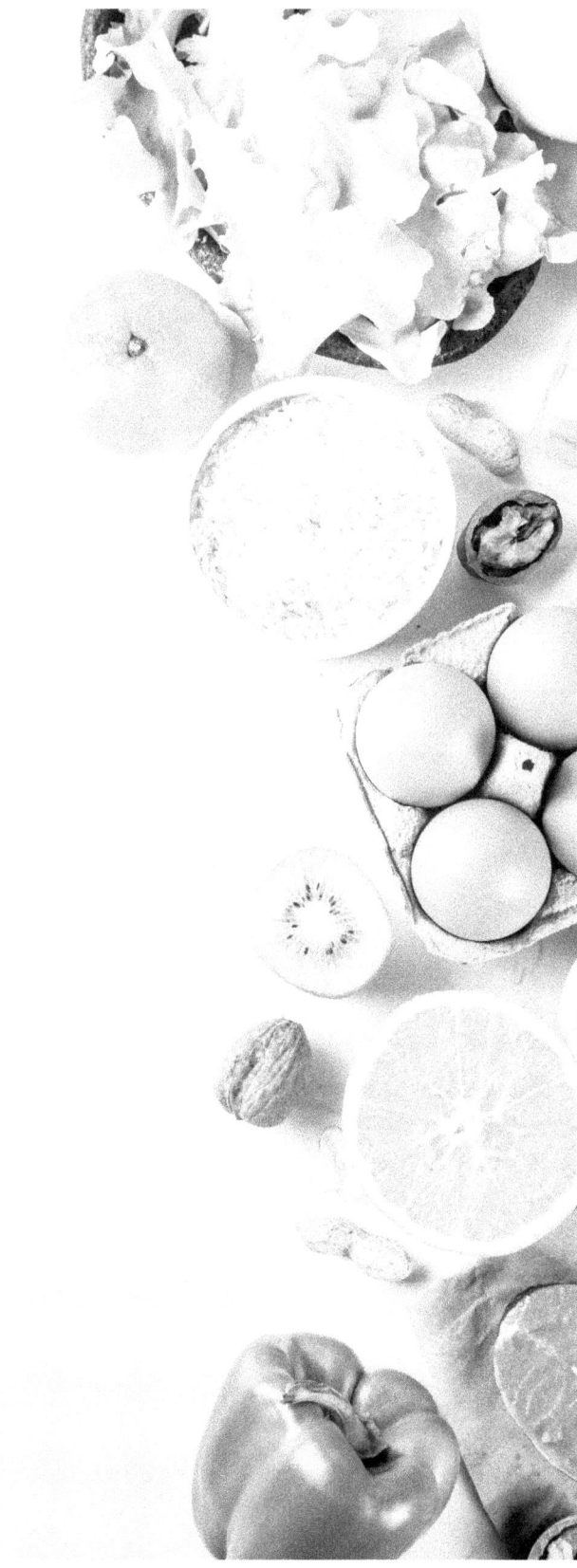